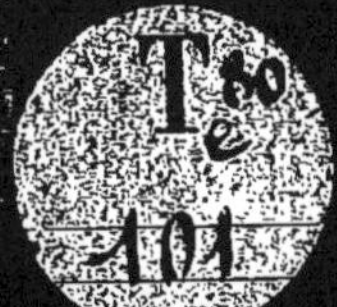

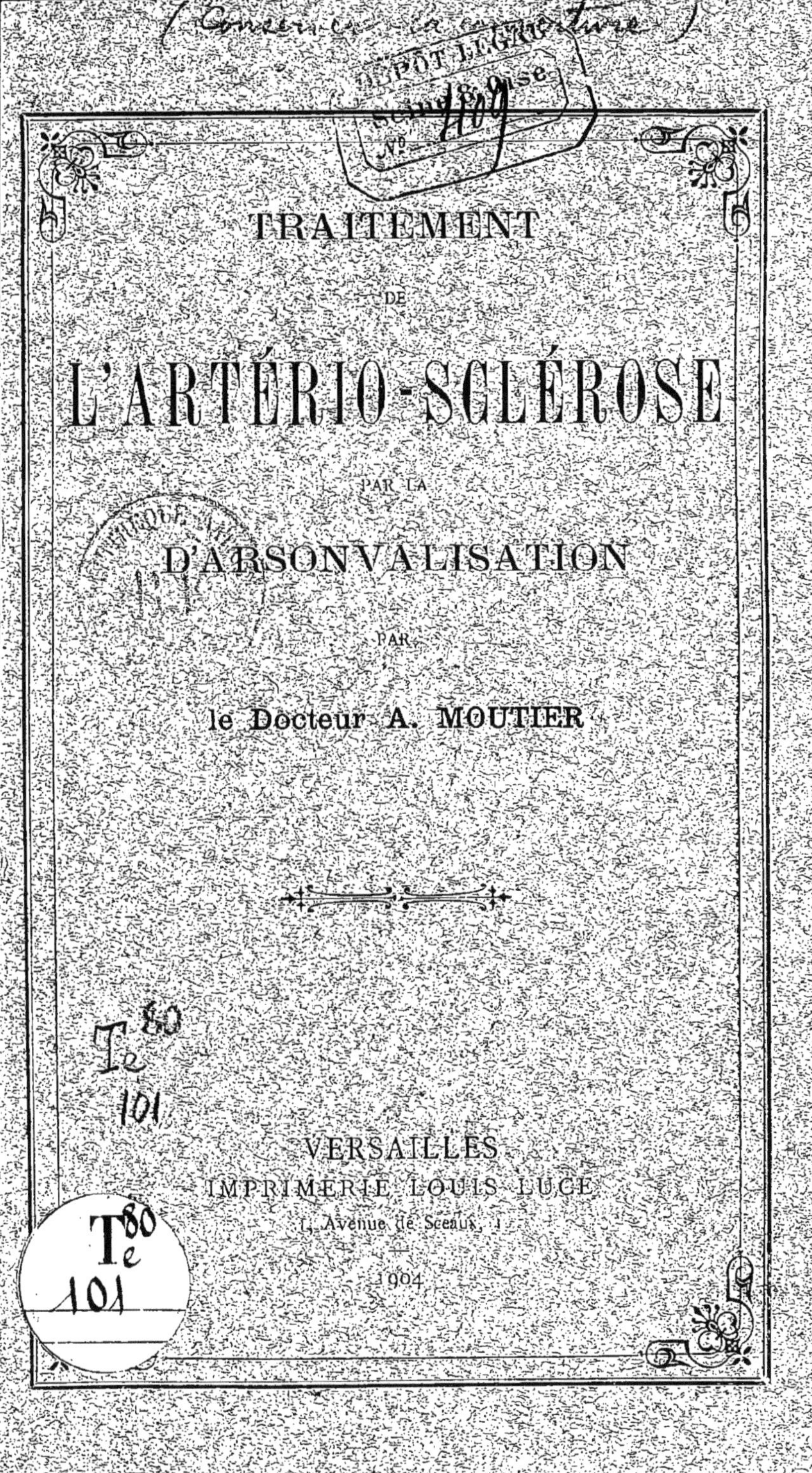

TRAITEMENT

DE

L'ARTÉRIO-SCLÉROSE

PAR LA

D'ARSONVALISATION

PAR

le Docteur A. MOUTIER

VERSAILLES
IMPRIMERIE LOUIS LUCE
1, Avenue de Sceaux, 1

1904

TRAITEMENT

DE

L'ARTÉRIO-SCLÉROSE

PAR LA D'ARSONVALISATION

Nous avons établi que l'électricité pouvait, grâce à l'emploi de la d'Arsonvalisation, abaisser la pression artérielle et la ramener à la normale dans le cas d'hypertension permanente et nous nous proposons de condenser ici les travaux (1) que nous avons publiés sur cette question.

Il nous paraît intéressant tout d'abord de rappeler les diverses phases que nous avons traversées ; dès le début de nos recherches, nous avons constaté une amélioration manifeste chez les hypertendus que nous soumettions à ce mode de traitement, mais l'amélioration était plutôt d'ordre subjectif que d'ordre objectif. Nous ne possédions aucun signe nous permettant de contrôler les assertions de nos malades, puis le traitement devait être

(1) *Traitement de l'hypertension artérielle par la d'Arsonvalisation,* in Bul. et Mém. de la Soc. Médico-chirurgicale de Paris, séance du 11 Décembre 1899.

Résultats thérapeutiques de la d'Arsonvalisation ou Autoconduction, com. au 2e Congrès int. d'Elect. et Rad. médicales. Berne, 1902.

Sur les résultats obtenus dans le traitement de l'hypertension artérielle par la d'Arsonvalisation, C. R. Acad. des Sciences, séance du 30 Juin 1903 et *Revue des Maladies de la Nutrition*, 2e sér. t. 1, p. 344.

Sur la durée du traitement de l'hypertension artérielle dans l'artério-sclérose par la d'Arsonvalisation, C. R. Acad. des Sciences, séance du 21 Mars 1904.

Sur dix cas d'hypertension artérielle, traités par la d'Arsonvalisation, C. R. Acad. des Sciences, séance du 30 Mai 1904.

Sur la durée des séances dans le traitement de l'hypertension artérielle par la d'Arsonvalisation, C. R. Acad. des Sciences, séance du 18 Juillet 1904.

continué pendant très longtemps et être repris à des intervalles plus ou moins rapprochés; aussi avons-nous différé pendant plusieurs années la publication de nos résultats.

En 1899 seulement, dans un premier travail, nous disions : « De nos recherches, il résulte que, si l'on a des malades légèrement atteints, on peut obtenir un résultat satisfaisant par la d'Arsonvalisation employée seule; mais que si, au contraire, l'hypertension artérielle est de date ancienne, que si elle a résisté au traitement basé sur l'hygiène et le régime alimentaire, on peut, en y associant la d'Arsonvalisation, faire disparaître le plus souvent l'hypertension artérielle. »

« Le résultat n'est pas immédiat, on n'obtient pas par une séance de d'Arsonvalisation, une chute de la pression artérielle... Le résultat est éloigné, l'abaissement de la pression artérielle s'obtient prog essivement. »

Puis en 1902, au congrès de Berne, nous devenions plus affirmatif : « De nouvelles observations, disions-nous, nous permettent d'être encore plus affirmatif, assez souvent nous avons obtenu la guérison quand les malades se sont soumis à un traitement suffisamment prolongé et que l'état de la maladie permettait une issue aussi heureuse et toujours nous avons obtenu une amélioration considérable.

« Depuis, dans un certain nombre de cas, soignés dès le début, nous avons obtenu après une seule séance un abaissement de pression de un à deux centimètres de mercure, la pression remontant ensuite sans cependant, en général, revenir à ce qu'elle était primitivement, puis peu à peu, à la suite de nouvelles séances, l'abaissement de pression devient pour ainsi dire définitif. »

Mais en 1902, comme en 1899, le traitement devait être continué très longtemps, pendant six à huit semaines, en faisant trois séances par semaine, pour arriver à abaisser sensiblement la pression artérielle; et encore après ce temps la pression artérielle, bien qu'abaissée, n'était pas toujours revenue à la normale; enfin on était souvent obligé de recommencer le traitement après une période plus ou moins longue.

A la fin de 1902, nous avons enfin réussi à obtenir des résultats absolument satisfaisants, que nous allons exposer dans le cours de ce travail.

Auparavant il nous semble nécessaire de montrer la cause de ces résultats si différents, obtenus à ces diverses époques, ce qui nous permettra de comprendre pourquoi les électrothérapeutes ont émis des avis si divers sur la d'Arsonvalisation.

Or, comme on va le voir, nos résultats deviennent meilleurs, à mesure que nous améliorons l'instrumentation elle-même.

Avant 1899, notre instrumentation se composait d'une bobine de vingt-cinq centimètres d'étincelle, munie d'un trembleur rapide, en communication avec une source d'électricité de 16 volts fournie par une batterie de huit accumulateurs, la bobine étant reliée à un condensateur, formé par deux bouteilles de Leyde, en communication lui-même avec le grand solénoïde (cage à *fil continu*, sans porte).

Avec cette instrumentation, nous n'avons obtenu que des résultats éloignés et non mesurables pour ainsi dire.

Nous avons alors remplacé le trembleur rapide par le trembleur rotatif d'Arsonval-Gaiffe et le condensateur formé par deux bouteilles de Leyde par le condensateur plan de d'Arsonval. Aussitôt les résultats thérapeutiques devinrent meilleurs et nous pouvions constater dans certains cas favorables un petit abaissement de la pression artérielle après une seule séance d'électrisation; ce qui prouvait bien la réelle efficacité de cette puissante méthode de traitement.

Enfin, vers la fin de 1902, nous modifions encore notre instrumentation qui se compose alors : de la même bobine, d'un interrupteur Contremoulins-Gaiffe, reliés au secteur de la ville par un rhéostat, d'un condensateur à pétrole de d'Arsonval et du même solénoïde (cage *à fil continu*, sans porte).

Les résultats deviennent alors indiscutables, mais ce dernier dispositif instrumental a le grave inconvénient de ne pas pouvoir être employé pour le traitement des malades qui sont dans l'impossibilité de se rendre chez le médecin; or, dernièrement, nous avons du appliquer la d'Arsonvalisation à des malades qui étaient incapables de quitter leur chambre; nous avons dû recourir à des appareils mobiles. Nous avons alors employé la bobine transportable de Gaiffe à rupteur atonique en communication avec une batterie d'accumulateurs d'une part et d'autre part avec le condensateur à pétrole de d'Arsonval, ce dernier étant relié au même solénoïde. Avec cette instrumentation mobile, nous avons obtenu, au point de vue du traitement de l'hypertension artérielle, les mêmes résultats qu'avec notre dernière instrumentation fixe.

On voit donc que nos résultats ont toujours varié avec notre instrumentation et que celle-ci joue un rôle très grand au point de vue des résultats thérapeutiques.

Tous les résultats, que nous allons exposer, ont été obtenus soit avec l'une, soit avec l'autre de ces deux dernières instrumentations. Nous devions entrer dans tous ces détails, étant donné le manque d'appareils de mesure, permettant au clinicien de s'assurer qu'il se trouve bien dans les mêmes conditions physiques, au point de vue du voltage, de l'intensité, de la fréquence, etc., du courant employé.

*
* *

Actuellement l'action de la d'Arsonvalisation ne peut plus être mise en doute, étant donné que l'on peut, après chaque séance, constater, à l'aide du sphygmomètre ou du sphygmomanomètre, chez les hypertendus, des abaissements de pression artérielle, dans des conditions telles que les résultats observés ne peuvent pas être imputés à une erreur de mensuration.

Au début du traitement, à la première séance, nous observons, en effet, des abaissements de pression, de trois, quatre, cinq et même six centimètres de mercure et cela dans l'espace de quelques minutes.

Peu à peu la pression remonte ensuite pour atteindre un chiffre moins élevé que précédemment, puis une nouvelle séance d'électrisation détermine un nouvel abaissement de un à trois centimètres de mercure ; à la fin de la seconde séance on obtient un chiffre moins élevé qu'à la fin de la première, et ainsi de suite, pour arriver à la pression normale minima, soit 15 centimètres de mercure.

Jamais, nous n'avons observé, à la suite du traitement, une pression artérielle *inférieure* à 15 centimètres de mercure sauf peut-être une fois dans un cas particulier.

De même, *nous n'avons jamais observé un abaissement de pression chez les sujets ayant une pression artérielle normale ou au-dessous de la normale.*

Nous ajouterons que les hypotendus se trouvent mal de ce mode de traitement et que l'on doit prendre soin de relever leur pression, à l'aide de courants de haute fréquence et de haute tension quand on croit devoir les soumettre à la d'Arsonvalisation dans des cas particuliers, celui de lithiase par exemple.

Comme la mesure de la pression artérielle comporte, en clinique, un coefficient d'erreur personnelle, nous dirons que pour nous la pression normale est de 15 à 16 centimètres de mercure au niveau de la radiale, et nous ajouterons que dans les résultats que nous allons rapporter la mesure de la pression a toujours été faite par nous avec le même appareil et à peu près à la même heure de la journée pour chaque malade. Nous considérons qu'un hypertendu est revenu à la normale quand sa pression est de 15 centimètres de mercure avant la séance.

Au point de vue de la rapidité de l'abaissement de la pression artérielle, nous avons rangé en quatre groupes principaux les malades que nous avons observés ; dans un premier groupe, la pression normale n'est obtenue qu'après la dix-septième séance d'électrisation ; dans un second, elle est obtenue après la treizième ; dans un troisième, après la neuvième séance ; enfin, dans le dernier groupe de malades, la pression s'est abaissée très rapidement et la pression normale a été obtenue après la cinquième séance.

Le tableau suivant nous montre comment l'abaissement de la pression s'effectue dans chacun de ces groupes de malades.

ABAISSEMENT

	RETARDÉ		MOYEN		RAPIDE		TRÈS RAPIDE	
	Pression Artérielle		Pression Artérielle		Pression Artérielle		Pression Artérielle	
	avant la séance	après la séance	avant la séance	après la séance	avant la séance	après la séance	avant la séance	après la séance
1re Séance	23	20	24	18	23	19	26	20
2e »	22	20	22	17,5	20	18	22	18
3e »	21	19	20	17	19	17,5	19	17
4e »	20	18	19	16,5	18	17	17	16
5e »	20	17,5	18	17	18	16,5	16	15
6e »	19	17,5	18	16	17	16	15	15
7e »	19	17	17,5	16	16,5	15,5		
8e »	18,5	17	17,5	16	16	15		
9e »	18	17	17	16	15	15		
10e »	18	17	17	15,5				
11e »	17,5	16,5	16	15				
12e »	17	16	16	15				
13e »	17	16	15,5	15				
14e »	16,5	15,5	15	15				
15e »	16,5	15						
16e »	16	15						
17e »	16	15						
18e »	15	15						

La rapidité de l'abaissement de la pression ne semble, en général, être en rapport ni avec la gravité, ni avec l'ancienneté de l'artério-sclérose, ni même avec le degré plus ou moins élevé de l'hypertension ; mais elle semble être en rapport, et dans un rapport très étroit, avec l'hygiène et surtout avec l'alimentation du malade.

Dans les cas, où nous avons observé un abaissement très rapide de la pression artérielle, il s'agissait la plupart du temps de malades atteints d'artério-sclérose de date ancienne, qui avaient été soumis à toutes les médications usitées, qui observaient un régime sévère, chez lesquels on avait diminué les recettes et augmenté les dépenses par un exercice sagement calculé et par une alimentation appropriée, et chez lesquels on n'avait pas obtenu par tous ces moyens un retour à la normale de la pression artérielle. Les malades, chez lesquels nous avons observé un abaissement moyen de la pression, au point de vue de la rapidité, étaient des malades que l'on devait habituer en même temps au régime alimentaire. Quand l'abaissement était tardif ou qu'on observait un arrêt de l'abaissement, il s'agissait de malades que l'on ne pouvait pas astreindre à ces mesures d'hygiène générale ou qui, pendant le cours du traitement, faisaient des écarts de régime.

La rapidité de l'abaissement de la pression artérielle chez les malades que nous avons rangés ci-dessus dans le groupe de l'abaissement très rapide, n'est pas un cas exceptionnel. Dans un travail antérieur, sur dix malades pris au hasard, mais atteints depuis très longtemps d'artério-sclérose, qui avaient suivi tous les traitements usités, qui continuaient à suivre le régime approprié au point de vue de l'hygiène et de l'alimentation, sans avoir pu ramener à la normale leur pression artérielle, nous avons montré que la pression est vite revenue pour sept d'entre eux dans un temps très court ; pour deux malades, il avait suffi de quatre séances, de cinq pour deux autres, de six séances pour deux autres, et enfin de sept séances pour le dernier, ainsi que le montre le tableau suivant.

PRESSION ARTÉRIELLE AVANT ET APRÈS LES SÉANCES

1re séan.	23 -19	19 -17	19 -17	21 -19	21 -19	20 -18	20 -17,5
2e —	18,5-16,5	17 -16	18 -15,5	18 -17	19,5-18	18 -16	18 -17
3e —	17 -16	16,5-15,5	17,5-15	17 -16	18, -17	17 -16	18 -16,5
4e —	16 -15	17 -15	16,5-15	16 -15	17,5-16,5	16 -15,5	17,5-18,5
5e —	15	15 -15	16 -15	15,5-15	17 -16	16 -15	16 -15
6e —			15	15 -15	16 -15	17 -15	15,5-15
7e —					15 -15	15 -15	15,5-15
							15 -15

Depuis nous avons observé des chutes de pression encore plus rapides.

Si jamais nous n'avons pu abaisser la pression artérielle au-dessous de la normale, *toujours nous avons réussi à ramener à la normale la pression artérielle d'un hypertendu,* quand celui-ci se soumettait à la d'Arsonvalisation et en même temps suivait le régime approprié.

Si la rapidité de l'abaissement est dans un rapport très intime avec l'hygiène et l'alimentation du malade, il semble qu'il en est de même quant à la durée du maintien de la pression normale. Ces recherches sont encore trop récentes pour que nous puissions émettre un avis définitif, mais nous avons des malades dont la pression se maintient à la normale depuis plusieurs années, sans avoir présenté de rechute, et il s'agit encore de malades sérieusement et depuis très longtemps atteints d'artério-sclérose.

Au point de vue de la technique, deux points doivent nous arrêter : la durée des séances et le rapprochement de celles-ci.

L'action de la d'Arsonvalisation est très rapide ; de nos recherches, il résulte qu'elle s'exerce dans les premières minutes de la séance ; dans les cas que nous avons observés, cette action a toujours été complète au bout de cinq minutes et même en général au bout de deux à trois minutes, et nous n'avons jamais obtenu un abaissement plus grand en prolongeant la séance. Nous faisons des séances de cinq à dix minutes.

D'une façon générale, nous ne faisons pas de séances quotidiennes ; nous ne faisons que deux ou trois séances par semaine.

Enfin, comme nous l'avons déjà fait remarquer dès le début de nos recherches, il faut surveiller les émonctoires, conseiller l'usage de laxatifs et de diurétiques, afin d'éviter des phénomènes d'embarras gastrique, surtout au début du traitement.

Dans ces conditions, et sans jamais observer d'accident, nous avons toujours, jusqu'ici, réussi à ramener la pression artérielle à la normale dans les cas d'hypertension permanente.

Or, nous savons combien d'une part la thérapeutique a été jusqu'à présent inefficace dans ces cas et nous savons aussi combien est grand le rôle de l'hypertension artérielle permanente dans la genèse de l'artério-sclérose.

Huchard a montré que dans l'artério-sclérose il existait une longue période prémonitoire, *sine materia*, caractérisée uniquement par de l'hypertension artérielle. « L'hypertension artérielle, dit-il, est la cause de l'artério-sclérose ; elle précède pendant un temps plus ou moins long, l'évolution de diverses maladies, lesquelles sont elles-mêmes sous la dépendance de la sclérose vasculaire. »

Josué semble avoir confirmé cette manière de voir par ses expériences, qui ont été répétées ensuite par Lœper et par Josserand. Josué a, en effet, reproduit expérimentalement les lésions de l'athérome artériel, en déterminant une hypertension artérielle permanente par des injections répétées d'une solution d'adrénaline.

Il y a donc lieu de penser que l'on peut empêcher l'évolution de l'artério-sclérose en faisant disparaître définitivement l'hypertension artérielle.

Les faits que nous avons observés jusqu'ici confirment cet espoir; non seulement nous avons pu constater un arrêt dans l'évolution de cette maladie, mais souvent nous avons vu disparaître des troubles fonctionnels de l'artério-sclérose et nous avons même pu voir, dans certains cas, rétrocéder des lésions qui étaient la conséquence de l'artério-sclérose.

Enfin, si on considère cette grave conséquence de l'artério-sclérose : l'hémorragie cérébrale, on voit que la d'Arsonvalisation en constitue le traitement prophylactique par excellence.

De tout ceci nous pouvons conclure que la d'Arsonvalisation constitue actuellement le seul traitement efficace de l'hypertension artérielle et par conséquent le traitement de choix de l'artério-sclérose.

www.ingramcontent.com/pod-product-compliance
Ingram Content Group UK Ltd.
Pitfield, Milton Keynes, MK11 3LW, UK
UKHW022157260726
13993UKWH00005B/2428